Benjamin Böhme

Bearbeitung und Einführung des Expertenstandards "Pflege von Menschen mit chronischen Wunden" in einer vollstationären Altenpflegeeinrichtung

Ein Projektbericht

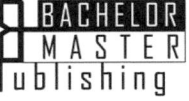

Böhme, Benjamin: Bearbeitung und Einführung des Expertenstandards "Pflege von Menschen mit chronischen Wunden" in einer vollstationären Altenpflegeeinrichtung: Ein Projektbericht. Hamburg, Bachelor + Master Publishing 2014

Originaltitel der Arbeit: Bearbeitung und Einführung des Expertenstandards „Pflege von Menschen mit chronischen Wunden" in einem Altenwohn- und Pflegeheim

Buch-ISBN: 978-3-95684-274-0
PDF-eBook-ISBN: 978-3-95684-774-5
Druck/Herstellung: Bachelor + Master Publishing, Hamburg, 2014
Coverbild: pixabay.com
Zugl. Hamburger Fern-Hochschule, Hamburg, Deutschland, Studienarbeit, Juli 2011

Bibliografische Information der Deutschen Nationalbibliothek:
Die Deutsche Nationalbibliothek verzeichnet diese Publikation in der Deutschen Nationalbibliografie; detaillierte bibliografische Daten sind im Internet über http://dnb.d-nb.de abrufbar.

Das Werk einschließlich aller seiner Teile ist urheberrechtlich geschützt. Jede Verwertung außerhalb der Grenzen des Urheberrechtsgesetzes ist ohne Zustimmung des Verlages unzulässig und strafbar. Dies gilt insbesondere für Vervielfältigungen, Übersetzungen, Mikroverfilmungen und die Einspeicherung und Bearbeitung in elektronischen Systemen.

Die Wiedergabe von Gebrauchsnamen, Handelsnamen, Warenbezeichnungen usw. in diesem Werk berechtigt auch ohne besondere Kennzeichnung nicht zu der Annahme, dass solche Namen im Sinne der Warenzeichen- und Markenschutz-Gesetzgebung als frei zu betrachten wären und daher von jedermann benutzt werden dürften.

Die Informationen in diesem Werk wurden mit Sorgfalt erarbeitet. Dennoch können Fehler nicht vollständig ausgeschlossen werden und die Diplomica Verlag GmbH, die Autoren oder Übersetzer übernehmen keine juristische Verantwortung oder irgendeine Haftung für evtl. verbliebene fehlerhafte Angaben und deren Folgen.

Alle Rechte vorbehalten

© Bachelor + Master Publishing, Imprint der Diplomica Verlag GmbH
Hermannstal 119k, 22119 Hamburg
http://www.diplomica-verlag.de, Hamburg 2014
Printed in Germany

Inhaltsverzeichnis

1 Grundlagen des Projekts — 3
  1.1 Aufgaben und Ziele — 3
  1.2 Theoretischer Hintergrund — 4

2 Bearbeitung und Einführung des Expertenstandards „Pflege von Menschen mit chronischen Wunden" — 6
  2.1 Der Expertenstandard — 6
  2.2 Die Projektgruppe — 6
  2.3 Die Erarbeitung — 7
    2.3.1 Analyse des Expertenstandards — 10
    2.3.2 Vorliegende interne Pflegestandards — 10
    2.3.3 Bearbeitung des Expertenstandards — 11
    2.3.4 Evaluation der Bearbeitung — 12
  2.4 Die Einführung — 14
    2.4.1 Erste interne Fortbildung — 14
    2.4.2 Zweite interne Fortbildung — 15
    2.4.3 Einführung und Projektende — 16

3 Zusammenfassung und Fazit — 17

Literaturverzeichnis — 19

Gesetzesverzeichnis — 19

1 Grundlagen des Projekts

1.1 Aufgaben und Ziele

Die Pflege von Menschen mit chronischen Wunden ist in der Kranken- und Altenpflege trotz der Entwicklung und Anwendung vielfältiger prophylaktischer Maßnahmen weiterhin ein wichtiges und aktuelles Thema und stellt ein bedeutsames Feld pflegerischen Handelns dar. In Deutschland leiden nach Schätzungen von Fachleuten weiterhin drei bis vier Millionen Menschen an chronischen Wunden. Die drei häufigsten Arten sind der Dekubitus, das Diabetische Fußsyndrom und das gefäßbedingte Ulcus cruris. Als chronisch gelten Wunden, wenn nach vier bis zwölf Wochen – je nach Wundart – trotz adäquater Therapie keine Heilungstendenz erkennbar ist (vgl. DEUTSCHES NETZWERK FÜR QUALITÄTSENTWICKLUNG IN DER PFLEGE 2009, S. 26). Im Zusammenhang mit der Versorgung dieser chronischen Wunden fallen in Deutschland jährlich Kosten in Höhe von 2,15 bis 3,25 Milliarden Euro an (vgl. DEUTSCHES NETZWERK FÜR QUALITÄTSENTWICKLUNG IN DER PFLEGE, S. 57).

Um die Versorgung von Menschen mit chronischen Wunden effektiv und effizient durchführen zu können, sind einheitliche und anerkannte Leitlinien bzw. Standards notwendig. Aus diesem Grund hat das Deutsche Netzwerk für Qualitätsentwicklung in der Pflege (DNQP) den Expertenstandard „Pflege von Menschen mit chronischen Wunden" entwickelt.

Auch der Gesetzgeber verlangt im neuen § 113a SGB XI die Umsetzung und Anwendung von nationalen pflegerischen Expertenstandards durch die stationären und ambulanten Pflegeeinrichtungen. Diese Forderung bezieht sich zwar explizit nur auf die nach den Vorgaben des § 113a SGB XI zukünftig zu entwickelnden Expertenstandards. Jedoch wird auch heute schon bei den regelmäßigen Qualitätsprüfungen von Pflegeeinrichtungen nach §§ 114 ff. SGB XI durch den Medizinischen Dienst der Krankenversicherung (MDK) geprüft, ob die bereits durch das DNQP entwickelten Expertenstandards im Qualitätsmanagement der Einrichtung implementiert sind und auch angewendet werden.

Das Ziel des nachfolgend beschriebenen Projekts war es, den Expertenstandard „Pflege von Menschen mit chronischen Wunden" in einem Altenwohn- und Pflegeheim in einer bearbeiteten, auf die Einrichtung angepassten Version einzuführen, um diesen gesetzlichen Bestimmungen nachzukommen und um den Umgang mit chronischen Wunden innerhalb der Einrichtung zu verbessern und auf eine einheitliche Grundlage zu stellen. Zum Zeitpunkt des Projekts litten in der Pflegeeinrichtung zwei von insgesamt 51 Bewohner/-innen an chronischen Wunden der erwähnten verschiedenen Wundarten. Somit war eine, wenn auch geringe, direkte praktische Anwendungsmöglichkeit des neuen Standards gegeben.

1.2 Theoretischer Hintergrund

Die geplante Bearbeitung und Einführung des Expertenstandards „Pflege von Menschen mit chronischen Wunden" fiel zeitlich mit der ebenfalls geplanten Bearbeitung und Einführung der weiteren bislang bestehenden Expertenstandards zusammen. Diese wurden zumeist von einzelnen Pflegefachkräften bearbeitet, die das Ergebnis dann im Rahmen von internen Fortbildungsveranstaltungen präsentieren sollten. Es zeigte sich, dass diese Aufgabe für die beteiligten Pflegefachkräfte schwierig zu erfüllen war; mehrfach mussten Fortbildungstermine verschoben werden, da die jeweiligen Pflegefachkräfte es nicht geschafft hatten, „ihre" Standards rechtzeitig zu bearbeiten.

Da das Problem nach Meinung der Pflegefachkräfte an der Herangehensweise und der fehlenden Austauschmöglichkeit mit Kollegen lag, machte ich den Vorschlag, versuchsweise den Expertenstandard „Pflege von Menschen mit chronischen Wunden" im Rahmen meines Pflegemanagement-Studiums als Projekt einzuführen. Die Heimleiterin und der Pflegedienstleiter waren damit einverstanden und bereit mich bei meinem Vorhaben zu unterstützen, allerdings unter der Voraussetzung eines möglichst geringen Ressourceneinsatzes. Somit stand ich nun erstmals vor der Aufgabe, ein Projekt vorzubereiten.

Doch was ist überhaupt ein Projekt? Nach Hobbs spricht man von einem Projekt, „wenn damit ein definiertes Ziel, Ressourcen (Mitarbeiter und meist auch andere Ressourcen) und ein Zeitplan verbunden sind" (HOBBS 2002, S. 8). Boy u.a. machen zusätzlich folgende Merkmale von Projekten aus: Risiko und eine gewisse Einmaligkeit, zeitliche Befristung, verschiedenartige Teilaufgaben, begrenzter Ressourceneinsatz, abgestimmte Organisation (vgl. BOY u.a. 2003, S. 20).

Mit diesen grundsätzlichen Definitionen im Hinterkopf war zunächst zu klären, ob das Thema überhaupt als Projekt zu bearbeiten sein würde. Um dies herauszufinden, führte ich zunächst für mich eine Vorstudie durch. In der Vorstudie wird vorab geprüft, ob es eigentlich Bedarf für ein Projekt gibt. Rahmen und Kontext sowie die Erwartungen werden untersucht und die Machbarkeit und der Ressourcenbedarf überprüft (vgl. WAGNER o.J.a, S.36 ff.). Das Ergebnis der Vorstudie war – aus den bereits erwähnten Gründen – positiv, damit konnte ich mit der weiteren Vorplanung beginnen. Unter anderen war nun die Größe und Zusammensetzung der Projektgruppe zu überlegen. Da weder große personelle noch zeitliche Ressourcen gebunden werden konnten, sollte die Projektgruppe eine Größe von drei bis fünf Mitgliedern haben.

Die zentrale Frage war natürlich die des weiteren Vorgehens und der anzuwendenden Methoden. Welche Methoden würden für ein Projekt dieser Größenordnung sinnvoll und anwendbar sein? Und wie soll der Ablauf des Projekts strukturiert sein? Ich entschied mich, nach BOY u.a. das Projekt in vier Phasen zu strukturieren:
- Definition,
- Planung,
- Realisierung und
- Abschluss (vgl. BOY u.a. 2003, S. 33).

Hierdurch sollte eine systematische Vorgehensweise möglich werden, die sich quasi als „roter Faden" durch die Projektarbeit ziehen sollte. Mit der Phase der Definition hatte ich mit der Vorstudie ja bereits begonnen. In der Definitionsphase sollen die Durchführbarkeit und Wirtschaftlichkeit geprüft und die Ziele geklärt werden (vgl. BOY u.a. 2003, S. 35). Den nächsten Schritt innerhalb der Definitionsphase sollte daher nun der Projektauftrag darstellen; hierauf werde ich weiter unten unter 2.3 eingehen. Zuvor möchte ich einen kurzen Überblick über den Gegenstand des Projekts, den Expertenstandard „Pflege von Menschen mit chronischen Wunden", geben.

2 Bearbeitung und Einführung des Expertenstandards „Pflege von Menschen mit chronischen Wunden"

2.1 Der Expertenstandard

Der Expertenstandard „Pflege von Menschen mit chronischen Wunden" wurde von einer 14-köpfigen Expertenarbeitsgruppe des DNQP von Juni 2006 an erarbeitet und nach Konsentierung und Implementierung in Modelleinrichtungen im März 2008 vorläufig veröffentlicht (vgl. DEUTSCHES NETZWERK FÜR QUALITÄTSENTWICKLUNG IN DER PFLEGE 2009, S. 29). Die abschließende Veröffentlichung, die zur Arbeit an diesem Projekt verwendet wurde, datiert von Juni 2009.

Der Expertenstandard hat das Ziel, dass Menschen mit chronischen Wunden eine Versorgung erhalten, „die ihre Lebensqualität fördert, die Wundheilung unterstützt und Rezidivbildung von Wunden vermeidet" (DEUTSCHES NETZWERK FÜR QUALITÄTSENTWICKLUNG IN DER PFLEGE 2009, S.29). Hierzu wurde mit dem Expertenstandard eine Leitlinie geschaffen, die allgemeine Grundlagen zum Ablauf der Versorgung von chronischen Wunden liefern soll, aufgegliedert in aufeinander aufbauenden Struktur-, Prozess- und Ergebniskriterien (vgl. DEUTSCHES NETZWERK FÜR QUALITÄTSENTWICKLUNG IN DER PFLEGE 2009, S. 29). Hierbei soll der Expertenstandard keine Therapieempfehlung für den Einzelfall sein, sondern vielmehr darstellen, wie die Pflege von Menschen mit chronischen Wunden koordiniert ablaufen soll.

Besonderes Augenmerk wird hier auf die koordinierte Zusammenarbeit der verschiedenen Berufsgruppen gelegt, die an der Wundversorgung beteiligt sind, so v.a. Pflegepersonal, Ärzte, interne und externe Fachexperten und natürlich die von chronischen Wunden betroffenen Patienten selbst (vgl. DEUTSCHES NETZWERK FÜR QUALITÄTSENTWICKLUNG IN DER PFLEGE 2009, S. 26).

2.2 Die Projektgruppe

Die Projektgruppe sollte wie erwähnt aus drei bis fünf Mitgliedern bestehen. Da die Versorgung von chronischen Wunden gemäß dem Expertenstandard und auch gemäß den gesetzlichen Vorgaben ausschließlich von Pflegefachkräften durchgeführt werden darf, sollten der Projektgruppe ebenfalls nur Pflegefachkräfte angehören. Im Auftrag des Pflegedienstleiters sprach ich die Mitarbeiter/-innen, die ich als geeignet empfand, an und sondierte die Bereitschaft zur Mitarbeit, denn es war die Voraussetzung, dass die Projektarbeit überwiegend „nach Dienstschluss", also in der Freizeit zu erbringen sein würde. Daher sollte die Projektgruppe sich auch auf freiwilliger Basis zusammensetzen.

Es war naheliegend und sinnvoll, dass die bereits vorhandenen internen pflegerischen Fachexperten zum Thema Wunde in der Gruppe sein sollten. So bestand die Projektgruppe letztendlich aus meiner Person als Projektleiter sowie drei weiteren Pflegefachkräften:

- der Wohnbereichsleitung, exam. Altenpflegerin und während des Projekts in Fortbildung zur Wundexpertin ICW

- einer weiteren exam. Altenpflegerin, fortgebildete Wundexpertin ICW

- sowie dem stellvertretenden Wohnbereichsleiter, ebenfalls exam. Altenpfleger

Weiterhin war geplant, einen externen Wundmanager von einem Medizinprodukte-Vertrieb und Sanitätshaus, der mehrere Patienten in der Einrichtung betreut, mit in die Projektgruppe zu integrieren, dies konnte jedoch aus zeitlichen und organisatorischen Gründen nicht verwirklicht werden.

2.3 Die Erarbeitung

Der offizielle Beginn des Projekts war der 3. Mai 2010. Bereits zuvor hatte ich mit dem Pflegedienstleiter eine Besprechung über die gewünschten Ziele, die Zusammensetzung der Projektgruppe, den geplanten Ablauf und die benötigten Ressourcen geführt. Die Ressourcen beliefen sich, da die Arbeit wie erwähnt auf freiwilliger Basis stattfinden sollte, leidglich auf bereits vorhandene Fachliteratur, einen Raum, in dem sich die Projektgruppe treffen konnte, und Material wie Drucker-/Kopierpapier sowie die Bereitstellung eines PCs bzw. Notebook mit Beamer.

Auf dieser Basis entstand der Projektauftrag, den ich am 3. Mai 2010 erhielt und der nun die Grundlage für die weiteren Schritte bilden sollte. Im Projektauftrag wurden zudem die wichtigen Termine sowie die Meilensteine des Projekts festgehalten. Die Meilensteine stellen entscheidende Ereignisse innerhalb des Projekts dar und markieren die Erledigung einzelner Abschnitte und den Übergang zum nächsten Abschnitt (vgl. BOY u.a. 2003, S. 38). Als Meilensteine waren die erste Fortbildung zum Expertenstandard, die Vorstellung und Diskussion der Projektergebnisse und die zweite Fortbildung zum bearbeiteten Standard mit der daran anschließenden offiziellen Einführung geplant.

Als Ziel wurde festgehalten, den Expertenstandard auf die Einrichtung angepasst in das bestehende Qualitätsmanagement-System einzugliedern. Begleitend dazu sollte durch betriebsinterne Fortbildung der bearbeitete Expertenstandard allen Pflegefachkräften bekanntgemacht und letztlich verbindlich eingeführt werden.

Mit der Fertigstellung des Projektauftrags war das Projekt bereits von der Definitions- in die Planungsphase übergegangen. Den ersten Meilenstein stellte nun die Fortbildungsveranstaltung zum bestehenden Expertenstandard „Pflege von Menschen mit chronischen Wunden" am 6. Mai 2010 dar. Die Planung und Durchführung der Fortbildung ist unter 2.4.1 beschrieben.

Die Fortbildungsveranstaltung stellte zugleich die „Kick off"-Veranstaltung für unsere bereits beschriebene Projektgruppe dar, die im Anschluss an die Fortbildung offiziell ihre Arbeit aufnahm. Eine „Kick off"-Veranstaltung soll ein Projekt mit seinen Bedingungen und Zielen vorstellen, den Verlauf skizzieren und die „Spielregeln" festlegen (vgl. WAGNER o.J.b, S. 41). Wir überlegten direkt nach der Fortbildung am 6. Mai 2010 mittels eines Mind Maps, welche einzelnen Aufgaben zu bearbeiten waren und wie der Projektablauf unter Berücksichtigung der erwähnten vier Phasen aussehen sollte, um die Meilensteine und das Ziel zu erreichen.

Als Ablauf wurde in der Projektgruppe beschlossen, zunächst den bestehenden Expertenstandard zu analysieren, dann die vorliegenden themenbezogenen internen Pflegestandards einer Prüfung hinsichtlich ihrer weiteren Verwendbarkeit zu überprüfen und dann den Expertenstandard so zu bearbeiten, dass er auf die Erfordernisse der Einrichtung angepasst und implementiert werden konnte.

Auf der Basis dieser Überlegungen erstellten wir einen Projektstrukturplan (PSP). Der PSP stellt den ersten wichtigen Schritt der Planungsphase und die Basis für allen weiteren Planungsschritte dar. Darin werden die Hauptaufgabe des Projekts, die Teilaufgaben und wiederum aus den Teilaufgaben resultierende Arbeitspakte beschrieben und festgelegt (vgl. BOY u.a. 2003, S. 73 f.). Die Hauptaufgabe des Projekts war ja bereits klar: Die Einführung und Bearbeitung des Expertenstandards „Pflege von Menschen mit chronischen Wunden". Zur Erstellung des PSP haben wir dann zunächst die Teilaufgaben herausgearbeitet, die zur Erfüllung der Hauptaufgabe notwendig sein würden. Die Teilaufgaben können nach verschiedenen Kriterien getrennt sein, wobei es keine einheitliche Vorgehenswise gibt (vgl. WAGNER o.J.b, S. 18)

Wir einigten uns darauf, die Hauptaufgabe zunächst in vier Aufgabenblöcke, die uns als logisch getrennte Arbeiten erschienen, zu unterteilen. Diese vier Aufgabenblöcke waren die Bearbeitung des Expertenstandards, die Diskussion der Ergebnisse und Evaluation der Bearbeitung, die Vorbereitung und Durchführung der Fortbildungen zum Thema und schließlich die Einpassung in das Qualitätsmanagement-System der Einrichtung. Anschließend erstellten wir aus den Aufgabenblöcken jeweils Arbeitspakete, wobei wir uns an den wichtigsten durchzuführenden Schritten orientierten.

Aus dem PSP entwickelte ich dann bis zum nächsten Treffen für die Projektgruppe einen Zeitplan. Dieser ist notwendig, um festzustellen, wieviel Zeit überhaupt für das Projekt vorhanden ist und wann welche Teilaufgaben abgeschlossen sein müssen, um die Meilensteine und schließlich die Erfüllung der Hauptaufgabe zu erreichen. (vgl. WAGNER o.J.b, S. 22 ff.). Den Zeitplan erstellte ich der Übersichtlichkeit halber in tabellarischer Form und markierte darin nach Absprache mit der Projektgruppe, wann welche Arbeitspakete bearbeitet werden sollten und wie viel Zeit diese voraussichtlich benötigen würden.

Eine Zuordnung der Arbeitspakete zu einzelnen Mitgliedern der Projektgruppe habe ich nicht vorgenommen, da die Projektgruppe nur sehr klein war und es so geplant war, dass wir die Inhalte des Projekts zum überwiegenden Teil während der geplanten Treffen der Projektgruppe bearbeiten würden. Einzelne Aufgaben, die außerhalb der Treffen zu bearbeiten sein würden, wollte ich entweder selbst erledigen oder etwaige „Hausaufgaben" direkt während den Projektgruppen-Treffen verteilen.

Mit der Erstellung von PSP und Zeitplan war die Phase der Planung abgeschlossen und die Phase der Realisierung konnte beginnen. Auf weitere Planungselemente wie Kommunikations-, Dokumentations- und Informationspläne oder die Erstellung eines Kostenplans (vgl. WAGNER o.J.b, S. 28 ff.) habe ich verzichtet, da sie mir durch die geringe Größe und Dauer des Projekts nicht sinnvoll erschienen und es durch das Projekt voraussichtlich zu keinen nennenswerten Ausgaben kommen würde.

2.3.1 Analyse des Expertenstandards

Der Expertenstandard – welcher der Projektgruppe in mehreren gedruckten Exemplaren von der Einrichtung zur Verfügung gestellt wurde – sollte zunächst daraufhin untersucht werden, welche Kriterien des Standards auf die Einrichtung zutreffend waren und übernommen werden konnten und welche Kriterien nicht anwendbar waren. Dies fand bei den ersten regulären Treffen der Projektgruppe am 12. Mai und am 19. Mai 2010 statt.

Hierzu teilten wir die Analyse der einzelnen Kriterien auf die Gruppenmitglieder auf. Zudem führten wir eine Literaturrecherche anhand der dem Expertenstandard anhängenden Literaturstudie durch. In dieser sind die genauen Umstände der Entstehung sowie umfangreiche fachliche Hintergründe zu Thema sowie eine modellhafte Implementierung enthalten. Durch die Literaturrecherche bekamen wir zu den einzelnen Kriterien weitere Hintergrundinformationen und konnten so eine bessere Bewertung der Kriterien durchführen.

Die verschiedenen Struktur-, Prozess- und Ergebniskriterien überprüften wir so in Einzel- bzw. Partnerarbeit und besprachen unsere Meinungen hinsichtlich der Übertragbarkeit dann in der Gesamtgruppe, um schließlich zur Bearbeitung kommen zu können.

2.3.2 Vorliegende interne Pflegestandards

Vor der Bearbeitung des Expertenstandards war jedoch ein Blick auf die bestehenden hausinternen Standards notwendig, um zu entscheiden, ob diese mit dem neuen Standard kombiniert oder durch diesen ersetzt werden sollten. Dies war unter anderem der Inhalt des dritten Treffens der Projektgruppe am 26. Mai 2010. Im Qualitätsmanagement-System der Einrichtung existierten zum Thema chronische Wunden zwei Pflegestandards, der Pflegestandard A7 Dekubitusversorgung und der Pflegestandard A8 Dekubitusprophylaxe. Der Pflegestandard A7 bezog sich lediglich speziell auf das Druckgeschwür als chronische Wunde und ließ die anderen Arten der chronischen Wunde außen vor. Auch fehlten hier aufeinander aufbauende Struktur-, Prozess- und Ergebniskriterien, wie sie im Expertenstandard vorhanden sind.

Daher wurde beschlossen, den Pflegestandard A7 durch den im Projekt zu bearbeitenden Expertenstandard zu ersetzen. Ebenfalls erforderlich wird eine Anpassung des Pflegestandards A8 an den bestehenden Expertenstandard „Dekubitusprophylaxe in der Pflege" sein, was aber nicht Bestandteil dieses Projekts sein soll.

2.3.3 Bearbeitung des Expertenstandards

Auf das dem Expertenstandard anhängende Muster-Implementierungsmodell haben wir nach der Literaturrecherche bewusst verzichtet. Die Implementierung nach diesem Modell setzt eine umfangreiche Datenerhebung über die behandelten Menschen mit chronischen Wunden voraus, die wir aufgrund der geringen Anzahl entsprechender Fälle gar nicht hätten leisten können. Zudem empfiehlt das DNQP eine vollständige Einführung nach diesem Modell nur für Einrichtungen, wo ein Schwerpunkt der Einrichtung in der Wundversorgung liegt und viele Menschen mit chronischen Wunden oder wenige Menschen über einen langen Zeitraum behandelt werden (vgl. DEUTSCHES NETZWERK FÜR QUALITÄTSENTWICKLUNG IN DER PFLEGE 2009, S. 208).

Dies ist in unserer Pflegeeinrichtung nicht der Fall, daher haben wir uns an den Empfehlungen des DNQP für Einrichtungen, in denen nur vereinzelt Menschen mit chronischen Wunden betreut werden, orientiert. Hierbei liegt der Schwerpunkt hauptsächlich darin, dass die Inhalte des Expertenstandards in der Einrichtung bekannt gemacht werden und eine themenspezifische Fortbildung durchgeführt wird (vgl. DEUTSCHES NETZWERK FÜR QUALITÄTSENTWICKLUNG IN DER PFLEGE 2009, S. 209). Diese Forderungen sollten durch das Projekt mindestens erfüllt werden. Zudem wollten wir den Standard so umschreiben, dass er auf unsere

Pflegeeinrichtung anwendbar ist und in das Qualitätsmanagement-System einzupassen ist.

Nach der Analyse des Expertenstandards arbeiteten wir beim dritten Treffen der Projektgruppe am 26. Mai 2010 an einer groben Vorabversion „unseres" Standards. Die Struktur-, Prozess- und Ergebniskriterien des Expertenstandards, die auch im neuen bearbeiteten Standard in dieser Ordnung weiterhin bestehen bleiben sollten, übertrugen wir zunächst unverändert in ein Layout, das eine Mischung aus unseren bestehenden Standards und dem Expertenstandard darstellte.

Dann gingen wir jedes Kriterium einzeln durch und überlegten, inwieweit der Inhalt auf unsere Einrichtung anwendbar ist und wo die Formulierung geändert werden sollte. Ein Problem bei der Übertragbarkeit war beispielsweise, dass ein Schwerpunkt der Expertenstandards auf der Patientenedukation liegt, was in unserer Pflegeeinrichtung mit einem großen Anteil geistig verwirrter Menschen kaum oder überhaupt nicht durchführbar ist.

Aus diesen Überlegungen erstellten wir den vorläufigen neuen Pflegestandard, in dem die Struktur-, Prozess- und Ergebniskriterien bereits teilweise auf unsere Pflegeeinrichtung angepasst waren.

2.3.4 Evaluation der Bearbeitung

Der nächste anstehende Meilenstein war die Vorstellung und Diskussion der vorläufigen Ergebnisse der Projektgruppe am 2. Juni 2010. Diese fand im Rahmen einer regulären Dienstbesprechung statt, so dass möglichst viele Pflegefachkräfte sowie der Pflegedienstleiter anwesend waren. Ich stellte für die Projektgruppe unsere Vorabversion vor und verteilte diese als Kopie, so dass sich alle Pflegefachkräfte eingehend mit unserer Arbeit auseinandersetzen konnten. Dann baten wir als Projektgruppe um ein Feedback, ob diese bearbeitete Version des Expertenstandards die Gegebenheiten unserer Pflegeeinrichtung adäquat berücksichtigt und die geforderten Ergebnisse mit unseren Mitteln umsetzbar wären. Die Rückmeldungen wurden an einem Flipchart gesammelt und dann nacheinander durchgesprochen.

Die meisten Rückmeldungen betrafen vor allem die Umsetzbarkeit des Geschriebenen in die Praxis. Der erste Punkt war die schon erwähnte Patientenedukation. Hierbei wurde angezweifelt, ob diese Aufgabe überhaupt aufgeführt werden soll, da es bei der momentan versorgten Klientel in unserer Pflegeeinrichtung kaum denkbar ist, dass die Bewohner/-innen mit chronischen Wunden adäquat bei der Wundversorgung selbst unterstützend mitarbeiten oder sich auch nur bewusst therapiefördernd verhalten können. Nach einiger Diskussion in der Gruppe kamen wir dann zu dem Ergebnis, dass der Punkt der Patientenedukation in „unserer" Version des Standards zwar einen geringeren Stellenwert als im Expertenstandard haben sollte, jedoch nicht ganz herausgenommen werden soll, da ja auch durchaus die Möglichkeit einer Veränderung der Klientel dahingehend besteht, dass mehr geistig rege Pflegebedürftige versorgt werden und die Patientenedukation dann eine größere Bedeutung einnimmt.

Der zweite Punkt war die Verfügbarkeit der pflegerischen Fachexperten. Da nur zwei Pflegefachkräfte eine Fortbildung in Wundmanagement haben und zusätzlich ein externer Wundmanager unregelmäßig in die Einrichtung kommt, wurde bezweifelt, dass eine ausreichende Kontrolle über die Versorgung der chronischen Wunden durch die Fachexperten erfolgen kann. Daraufhin wurde besprochen, dass die Beteiligung der pflegerischen Fachexperten ja nicht so gemeint ist, dass diese ständig mit in die Wundversorgung eingebunden sind, sondern nur in – je nach Wundart – kürzeren oder längeren Abständen die Wunden kontrollieren sollen und besonders bei Komplikationen die Pflegefachkräfte beraten und unterstützen sollen.

Weiterhin ging es um die Verständlichkeit der einzelnen Standardkriterien. Wir hatten einzelne Formulierungen und Passagen mehr oder weniger wörtlich aus dem Expertenstandard übernommen. Für uns als Projektgruppe, die sich mit den Kriterien und auch den entsprechenden Kommentierungen dazu ausführlich auseinandergesetzt hatten, stellte dies kein Problem dar, weil uns die Inhalte mittlerweile vertraut waren. Jedoch waren den anderen Pflegefachkräften, die den Expertenstandard nur durch die vorangegangene Fortbildung am 6. Mai 2010 kennengelernt hatten, nicht alle Formulierungen so klar wie uns, so dass es einigen Erläuterungsbedarf und den Wunsch nach „einfacheren" Formulierungen gab.

Von Seiten des Pflegedienstleiters wurde besonderes Augenmerk auf die Strukturkriterien gelegt und vorgeschlagen, dass das Vorhandensein sowohl interner als auch externer pflegerischer Fachexperten explizit Erwähnung finden sollte sowie die Durchführung interner themenbezogener Fortbildungen.

Die Ergebnisse dieser Gruppendiskussion verarbeiteten wir dann bei den beiden letzten Treffen der Projektgruppe am 9. Juni und am 16. Juni 2010. Wir brachten die Vorschläge in den Standard ein bezüglich der Patientenedukation und der pflegerischen Fachexperten, richteten die Strukturkriterien noch individueller auf unsere Pflegeeinrichtung aus und überprüften den gesamten Standard nochmals auf Verständlichkeit und Schlüssigkeit. Desweiteren nutzten wir die beiden letzten Projektgruppentreffen zur Vorbereitung der abschließenden Projektvorstellung und -einführung, hierzu siehe weiter unter 2.4.2.

2.4 Die Einführung

Die Einführung des bearbeiteten Standards, die teilweise parallel zur Bearbeitung lief, umfasste zwei Schwerpunkte: Zum einen die Bekanntmachung des Expertenstandards und die Schulung der Pflegefachkräfte, zum anderen die offizielle Einbindung des bearbeiteten Standards in das Qualitätsmanagement-System unserer Pflegeeinrichtung. Zur Bekanntmachung und Schulung wurden zwei Fortbildungstermine angesetzt.

<u>2.4.1 Erste interne Fortbildung</u>

Die erste interne Fortbildung zum Thema für alle Pflegefachkräfte der Einrichtung fand am 6. Mai 2010 statt und war ebenfalls der „Startschuss" für das Projekt, wie bereits auch unter 2.3 beschrieben.

Da die Projektarbeit erst danach „richtig" beginnen sollte, bereitete ich diese Fortbildung allein vor. Das Ziel der Fortbildung war es, den Pflegefachkräften unserer Pflegeeinrichtung grundlegende Informationen zum Thema Expertenstandard „Pflege von Menschen mit chronischen Wunden" zu geben. Hierzu erarbeitete ich eine kurze Einführung zu den Expertenstandards allgemein und zu den gesetzlichen Rahmenbedingungen, dann zum Expertenstandard „Pflege von Menschen mit chronischen Wunden" im Speziellen, wobei ich die Struktur-, Prozess- und Ergebniskriterien vorstellte.

Die Fortbildung fand im Anschluss an eine weitere Informationsveranstaltung zum Thema Dokumentation statt, es waren neben dem Pflegedienstleiter acht von 14 Pflegefachkräften anwesend. Der Rest konnte durch Diensteinteilung, Urlaub oder Krankheit nicht teilnehmen. Begleitend zu der Fortbildung verteilte ich eine Kopie die Expertenstandards und ein selbst erstelltes Handout mit einer Zusammenfassung der wichtigsten Informationen dazu, um eine Vertiefung der Information zu ermöglichen und zudem den Pflegefachkräften, die nicht an der Fortbildung teilnehmen konnten, die wichtigsten Informationen nachträglich schriftlich geben zu können.

2.4.2 Zweite interne Fortbildung

Am 23. Juni 2010 fand die zweite interne Fortbildung statt, die die Vorstellung der fertig bearbeiteten Standards zum Ziel hatte. Die Fortbildung war wiederum ausschließlich für die Pflegefachkräfte angesetzt. Dienstplanbedingt konnten wiederum nicht alle teilnehmen, jedoch waren diesmal zehn Pflegefachkräfte anwesend.

Wir hatten in der Projektgruppe eine kurze Präsentation erarbeitet, in der wir darstellten, wie unsere Arbeit strukturiert war und wie sie ablief. Die Präsentation wurde mittels eines PC-Programms auf einem Notebook mit angeschlossenem Beamer durchführt. Nach dieser Präsentation stellten wir – ebenfalls mit Hilfe des Beamers – unser Ergebnis, also den nunmehr fertig bearbeiteten Standard, ausführlich vor. Wir präsentierten arbeitsteilig die einzelnen Struktur-, Prozess- und Ergebniskriterien und ließen zwischendurch Raum für Nachfragen, um das Verständnis der Kriterien sicherzustellen. Wir gingen auch auf die nach der Gruppendiskussion vom 2. Juni 2010 durchgeführten und von den Kollegen/-innen gewünschten Änderungen ein, um sicherzugehen, dass der Standard allgemeine Anwendungsbereitschaft finden würde.

Abschließend verteilten wir den Standard in Kopie an alle an der Fortbildung teilnehmenden Pflegefachkräfte und übergaben die Exemplare für die nicht anwesenden Kollegen/-innen an den Pflegedienstleiter. Damit endete die Realisierungsphase des Projekts und dieses ging zum Abschluss über.

2.4.3 Einführung und Projektende

Direkt im Anschluss an die zweite interne Fortbildung wurde der bearbeitete Standard als offizieller hausinterner Pflegestandard unter der Bezeichnung „Pflegestandard A7 Pflege von Menschen mit chronischen Wunden" mit dem Datum vom 23. Juni 2010 in das bestehende Qualitätsmanagement-System der Einrichtung eingefügt. Damit ersetzt er den zuvor erwähnten bisherigen Pflegestandard A7 und ist damit für alle Pflegefachkräfte verbindlich anzuwenden.

Mit der Einführung am 23. Juni 2010 endete auch das Projekt; die Aufgabe war erfüllt und das Ziel erreicht. Zum Abschluss der Veranstaltung wurde die Projektgruppe, deren Einsatz vom Pflegedienstleiter im Rahmen der Einführung gewürdigt wurde, von mir als Projektleiter offiziell aufgelöst.

3 Zusammenfassung und Fazit

Mit der Durchführung des beschriebenen Projekts ist der Bedeutung des Expertenstandards „Pflege von Menschen mit chronischen Wunden" und den entsprechenden gesetzlichen Regelungen im beschriebenen Altenwohn- und Pflegeheim Rechnung getragen worden. Der Expertenstandard ist in einer bearbeiteten, auf die Pflegeeinrichtung angepassten Version in das Qualitätsmanagement-System eingepasst und somit für alle Pflegefachkräfte verbindlich gemacht worden.

Die Bearbeitung des Standards war von der Schwierigkeit geprägt, zum einen die Standardkriterien in ihrer ganzen Bedeutung zu erfassen und zum anderen diese Kriterien in eine unserer Pflegeeinrichtung angemessene Form zu bringen. Dabei hat uns die Besprechung in der Projektgruppe untereinander bei den Projektgruppentreffen und auch die Diskussion in der Gruppe mit den anderen Pflegefachkräften sehr geholfen.

Als Fazit ist zu sagen, dass die Bearbeitung und Einführung des Standards in Form eines Projekts als Erfolg angesehen werden kann. Die Projektgruppe hat ihre Aufgabe in der vorgegebenen Zeit erfüllt und das geplante Ziel wurde erreicht.

Die Aufgabe, ein Projekt zu leiten, war für mich, der sonst als Schichtleitung nur eine eingeschränkte Leitungsfunktion hat, die sich meist auf Routineaufgaben beschränkt, eine völlig neue Erfahrung. Ich wurde jedoch als Projektleiter innerhalb der Projektgruppe und auch von meinen Vorgesetzten gut akzeptiert. Da die Projektgruppe ihre Arbeit zum größten Teil auf freiwilliger Basis erbrachte und ansonsten während der Zeit des Projekts ihren normalen Dienst leistete, entstanden auch keine Konflikte mit den Pflegekräften außerhalb der Projektgruppe, die sich so nicht benachteiligt fühlten, da keine Freistellungen oder ähnliches für die Projektarbeit erfolgten.

Auch die Durchführung von Fortbildungen stellte eine neue Aufgabe für mich dar. Die beiden Fortbildungsveranstaltungen, von denen ich die erste allein, die zweite gemeinsam mit der Projektgruppe durchführte, sowie die Ergebnisdiskussion können durchaus als gut gelungen angesehen werden. Es kam bei allen Veranstaltungen zu positivem Feedback sowohl von den teilnehmenden Pflegefachkräften als auch von meinen Vorgesetzten.

Es hat sich gezeigt, dass die Bearbeitung des Themas als Projekt erfolgreicher war als die zuvor versuchte Bearbeitung ähnlicher Themen durch Einzelpersonen. Somit ist dieses Projekt auch als Anregung zu sehen, bei vergleichbaren Themenstellungen, beispielsweise bei der Bearbeitung und Einführung anderer Expertenstandards, weitere Projekte zu initiieren. Jedoch hat sich auch gezeigt, dass ein solches Projekt doch recht viel Zeit erfordert und dass es für weitere Projekte keine Dauerlösung sein kann, diese auf freiwilliger Basis außerhalb der regulären Arbeitszeit zu erbringen.

Literaturverzeichnis

BOY, JAQUES u.a. (2003): Projektmanagement: Grundlagen, Methoden, Zusammenhänge, 11. Auflage, Offenbach: Gabal.

DEUTSCHES NETZWERK FÜR QUALITÄTSENTWICKLUNG IN DER PFLEGE (Hrsg.) (2009): Expertenstandard Pflege von Menschen mit chronischen Wunden, Osnabrück: Fachhochschule Osnabrück.

HOBBS, PETER (2002): Professionelles Projektmanagement, 2. Auflage, Landsberg: Mvg-Verlag.

MENCHE, NICOLE u.a. (Hrsg.) (2007): Pflege heute, 4., vollständige überarbeitete Auflage, München und Jena: Urban & Fischer.

VOGGENREITER, GREGOR u.a. (2009): Wundtherapie – Wunden professionell beurteilen und erfolgreich behandeln, 2. überarbeitete Auflage, Stuttgart: Thieme.

WAGNER, ERWIN (o.J.a): Methoden und Techniken. Studienbrief 1: Projektmanagement und Präsentation – Projektmanagement (1) – Grundlagen. Studienbrief der Hamburger Fern-Hochschule.

WAGNER, ERWIN (o.J.b): Methoden und Techniken. Studienbrief 2: Projektmanagement und Präsentation – Projektmanagement (2) – Organisation und Steuerung. Studienbrief der Hamburger Fern-Hochschule.

Gesetzesverzeichnis

SGB XI (2008): Sozialgesetzbuch 11. Buch: Soziale Pflegeversicherung v. 26.5.1994, i.d.F.v. 17.12.2008, Sozialgesetzbuch (2009), 37. Auflage, S. 1455 ff